CW00339832

Pflanzenbasiertes Frühstücks-Kochbuch Für Anfänger

Eine Komplette Anleitung Für Anfänger, Um Ihr Lieblingsfrühstück Auf Pflanzenbasis Zu Essen

Rebecca Queen

Helene Winkler

Mit der Lektüre dieses Dokuments erklärt sich der Leser damit einverstanden, dass der Autor unter keinen Umständen für direkte oder indirekte Verluste verantwortlich ist, die durch die Verwendung der in diesem Dokument enthaltenen Informationen entstehen, einschließlich, aber nicht beschränkt auf Fehler, Auslassungen oder Ungenauigkeiten.

Inhaltsverzeichnis

Rezepte

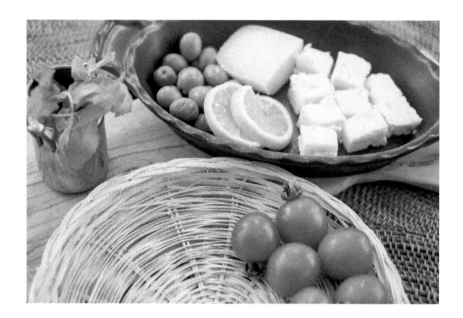

Panini Flachbrot

Portionen: 10 Zubereitungszeit: 10 Minuten

Ernährung (2 halbe Scheiben/ein Sandwich

Kalorien: 280 kcal

Kohlenhydrate: 8.1g

Fett: 24.4g

Protein: 8.5g

Faser: 3.7g

Zucker: 3.1g

Zutaten:

- 3 Tassen Mandelmehl
- 4 Flachseier
- 1/3 Tasse Kokosmehl
- 1 TL Backpulver
- 1/2 TL Knoblauchpulver
- 1/4 Tasse Wasser
- 1/4 Tasse Olivenöl

Gesamtanzahl der Zutaten: 7

Wegbeschreibungen:

1. Backofen auf 350 °F vorheizen.
2. Trockene Zutaten (Kokosmehl, Mandelmehl, Knoblauchpulver und Backpulver) in einer Schüssel vermischen.

3. In diese Schüssel, fügen Sie in Flachs Eier, Olivenöl und Wasser, und mischen Sie vollständig, bis ein Teig bildet (zusätzliches Mehl oder Wasser entsprechend hinzufügen; es sollte ein bisschen klebrig sein!).

4. Teig auf ein pergamentpapierbedecktes Tablett legen und in eine grobe rechteckige Laibform formen.

5. Legen Sie 1 Stück Pergamentpapier auf den Laib.

6. Laib in den Ofen geben und 15-20 Minuten backen, bis er fest ist.

7. Laib aus dem Ofen nehmen.

8. Entfernen Sie das obere Stück Pergamentpapier und lassen Sie Laib vollständig abkühlen.

9. Einmal abkühlen, in ca. 10 quadratische Stücke schneiden und dann jedes Stück halbieren.

Herb Cracker Crisps

Portionen: 20 Zubereitungszeit: 5 Minuten

Ernährung (ca. 4 Cracker

Kalorien: 201 kcal

Kohlenhydrate: 4.7g

Fett: 18.4g

Protein: 5.5g

Faser: 0.4g

Zucker: 1.8g

Zutaten:

- 1 Tasse Mandelmehl
- 2 Flachseier
- 2 EL Rapsöl
- 2 EL Wasser
- 1 EL Rosmarin (kann frisch oder getrocknet sein, aber frisch gehackter Rosmarin ist vorzuziehen, da es einen schönen, starken Geschmack geben wird!
- 1/2 TL Knoblauchpulver
- 1/4 TL getrockneter Oregano, gemahlen
- 1/4 TL getrocknetes Basilikumblatt
- 1/4 TL Salz
- 1 Prise schwarzer Pfeffer

Gesamtanzahl der Zutaten: 10

Wegbeschreibungen:

1. Backofen auf 350 °F vorheizen.
2. Alle Zutaten in eine Schüssel geben und gut vermischen.
3. Eine Pfanne mit Antihaft-Pergamentpapier auslegen.
4. Unter der Einnahme des teig in Schritt 2 gebildet, schaufeln 1/2 EL Teig und legen Sie auf Pfanne. Mit dem Finger abflachen, um es so dünn wie ein Cracker zu machen.
5. Backen Sie für etwa 5-10 Minuten, bis die Außen seite knackig sind und die Innenseite nur das kleinste bisschen weich sind (sie werden noch mehr beim Abkühlen aushärten).
6. Aus dem Ofen nehmen und abkühlen lassen.
7. Essen Sie diese schönen Chips allein oder mit einem Aufstrich, um jeden Cracker-Snack Heißhunger zu gefallen, die Sie haben können. Die Infusion von Kräutern ist sicher, Ihre Geschmacksknospen zu treffen und lassen Sie zufrieden, mit nur 4,7g Kohlenhydrate und 1,8 g Zucker pro Portion!

Berry Rüben samt Smoothie

Zubereitungszeit: 5 Minuten

Kochzeit: 0 Minute

Portionen: 1

Zutaten:

- 1/2 der gefrorenen Banane
- 1 Tasse gemischte rote Beeren
- 1 Medjool Datum, entsteint
- 1 kleine Rübe, geschält, gehackt
- 1 Esslöffel Kakaopulver
- 1 Teelöffel Chia Samen
- 1/4 Teelöffel Vanilleextrakt, ungesüßt
- 1/2 Teelöffel Zitronensaft
- 2 Teelöffel Kokosbutter
- 1 Tasse Kokosmilch, ungesüßt

Wegbeschreibungen:

1. Alle Zutaten in der Reihenfolge in einem Küchenmaschine oder Mixer aufstellen und dann 2 bis 3 Minuten mit hoher Geschwindigkeit pulsieren, bis sie glatt sind.

2. Den Smoothie in ein Glas geben und servieren.

Ernährung:

Kalorien: 234 Cal

Fett: 5 g

Kohlenhydrate: 42 g

Protein: 11 g

Faser: 7 g

Tofu & Pilz Muffins

Zubereitungszeit: 20 MinutenKochzeit: 20 MinutenPortionen: 6

Zutaten:

- 1 Teelöffel Olivenöl
- 1 1/2 Tassen frische Pilze, gehackt
- 1 Jakobsmuschel, gehackt
- 1 Teelöffel Knoblauch, gehackt
- 1 Teelöffel frischer Rosmarin, gehackt
- Gemahlener schwarzer Pfeffer, nach Bedarf
- 1 (12,3-Unzenpaket lite fester Seidentofu, entwässert
- 1/4 Tasse ungesüßte Mandelmilch
- 2 Esslöffel Nährhefe
- 1 Esslöffel PfeilwurzelStärke
- 1 Teelöffel Kokosöl, erweicht
- 1/4 Teelöffel gemahlener Kurkuma

Wegbeschreibungen:

1. Den Ofen auf 375 Grad vorheizen. 12 Tassen einer Muffinpfanne vorheizen.
2. In einer Antihaftpfanne das Öl bei mittlerer Hitze erhitzen und den Jakobsmuschel und Knoblauch ca. 1 Minute anbraten.
3. Die Pilze dazugeben und ca. 5-7 Minuten sautieren.
4. Rosmarin und schwarzen Pfeffer unterrühren und von der

16

Hitze entfernen.

5. Beiseite stellen, um leicht abzukühlen.

6. In einer Küchenmaschine, fügen Sie den Tofu und die restlichen Zutaten und Puls, bis glatt.

7. Die Tofumischung in eine große Schüssel geben.

8. In der Pilzmischung falten.

9. Die Mischung gleichmäßig in vorbereitete Muffinbecher geben.

10. Backen Sie für etwa 20-22 Minuten oder bis ein Zahnstocher in der Mitte eingeführt kommt sauber heraus.

11. Die Muffinpfanne aus dem Ofen nehmen und auf ein Drahtgestell legen, um ca. 10 Minuten abzukühlen.

12. Vorsichtig die Muffins auf Drahtgestell umkehren und warm servieren.

Zubereitungszeit für die Mahlzeit: Tipp:

1. Um die Muffins vorsichtig auf ein Drahtgestell umkehren, um sie vollständig abzukühlen.

2. Linie 1-2 luftdichte Behälter mit Papiertüchern.

3. Muffins über Papiertuch in einer einzigen Schicht anordnen.

4. Bedecken Sie die Muffins mit einem anderen Papiertuch.

5. Kühlen Sie ca. 2-3 Tage.

6. In der Mikrowelle auf High ca. 2 Minuten vor dem Servieren aufwärmen.

Ernährung:

Kalorien: 74, Fette: 3.5g, Kohlenhydrate: 5.3g, Ballaststoffe: 1.4g, Zucker: 1.1g, Proteine: 6.2g, Natrium: 32mg

Getrocknete Früchte und Nüsse Frühstücksbrot

Portionen: 15 Zubereitungszeit: 15 Minuten

Ernährung (pro Portion

Kalorien: 315 kcal

Kohlenhydrate: 21.1g

Fett: 19.4g

Protein: 6.1g

Faser: 3.6g

Zucker: 15.1g

Zutaten:

- 2 Tassen Mandelmehl
- 1 mittlere Banane
- 2 Flachseier
- 1/4 Tasse Kokosöl
- 2 EL ganze Leinsamen
- 1/4 TL Salz
- 1/2 TL Backpulver
- 1 1/2 Tassen grob gehackte getrocknete Mischobst (z.B. Preiselbeeren, Erdbeeren, Ananas, Kirschen
- 1 1/2 Tassen grob gehackte getrocknete Nüsse (z.B. Pekannüsse, Mandeln, Walnüsse

Gesamtanzahl der Zutaten: 10

Wegbeschreibungen:

1. Backofen auf 300 °F vorheizen.
2. Eine Laibpfanne leicht mit Olivenöl fetten.
3. Bananen in eine Schüssel geben und sehr gut zerkleinern.
4. Zu den pürierten Bananen Kokosöl und Flachseier hinzufügen.
5. Gut mischen.
6. Mehl, Backpulver und Salz in die Mischung geben und gründlich vermischen.
7. Top mit Früchten, Nüssen und Samen, und mischen, bis alles gleichmäßig gemischt ist.
8. Teig in gefettete Laibpfanne gießen und ca. 45 Minuten backen lassen oder bis das Messer sauber aus der Mitte kommt.
9. Pfanne aus dem Ofen nehmen und vor dem Schneiden vollständig abkühlen lassen.

Hinweis:

1. Dieses Brot steigt nicht auf, also keine Sorge, wenn du das nicht erhst!
2. Sie werden erkennen, wie viele Nährstoffe Sie bekommen, wenn Sie eine Scheibe essen, sowie wie zufrieden und gestärkt Sie sich fühlen! Aufgrund der Menge an getrockneten Früchten und Nüssen im Rezept, sowie die Dichte des Brotes, ein bis zwei Scheiben ist

mehr als genug, um Sie energetisiert und voll bis zur Mittagszeit zu bekommen. Sie können sogar eine Scheibe greifen, wenn Sie auf der Suche nach einem Schub zwischen Ihren Mahlzeiten sind.

3. Das Tolle an diesem Rezept ist, dass es sehr anpassungsfähig ist. Sie können wählen, welche Auswahl an getrockneten Früchten oder Nüssen Sie dem Rezept hinzufügen möchten.

Bananenbrot

Portionen: 13 Zubereitungszeit: 5 Minuten

Ernährung (pro Portion

Kalorien: 106 kcal

Kohlenhydrate: 12.1g

Fett: 17.9g

Protein: 5.3g

Faser: 2.3g

Zucker: 5.2g

Zutaten:

- 4 Bananen
- 4 Flachseier
- 2 1/2 Tassen Mandelmehl
- 1/3 Tasse Olivenöl
- 1/2 EL Backpulver

Gesamtanzahl der Zutaten: 5

Wegbeschreibungen:

1. Backofen auf 350 °F vorheizen.
2. Eine Laibpfanne etwas fetten.
3. Schneiden Sie Bananen in Viertel-Zoll-Rundscheiben.
4. Gehackte Bananen in eine Schüssel geben.
5. Flachseier, Mandelmehl, Olivenöl und Backpulver in die Schüssel geben.

6. Mit Löffel mischen, bis gut gemischt.

7. Gießen Sie Mischung in LaibPfanne.

8. Eine Stunde backen.

9. Aus dem Ofen nehmen und bei Raumtemperatur abkühlen lassen.

Menschen mit ketogener Ernährung meiden in der Regel den Verzehr von Bananen aufgrund ihres hohen Kohlenhydratgehalts (ca. 27g für eine durchschnittliche Banane). Während diese Zahl scheint beängstigend, dieses Rezept ermöglicht es Ihnen, Ihre Banane süßen Zahn zu befriedigen, während schneiden Sie den Carb Verbrauch pro Stück auf etwa 12g.

Samen und Nuss topped Loaf

Portionen: 15 Zubereitungszeit: 15 Minuten

Ernährung (pro Portion

Kalorien: 172 kcal

Kohlenhydrate: 8.1g

Fett: 13.2g

Protein: 6.1g

Faser: 3.5g

Zucker: 2,4

Zutaten:

- 2 Tassen Mandelmehl
- 2 EL Kokosmehl
- 1/3 Tasse Kokosöl
- 1/2 Tasse ganze Mandeln
- 3 EL Sesamsamen
- 1/2 Tasse Kürbiskerne
- 1/4 Tasse ganze Leinsamen
- 1/2 TL Salz
- 3 Flachseier
- 1 1/2 TL Backpulver
- 3/4 Tasse Mandelmilch
- 3 Tropfen Stevia Süßstoff
- 1 EL Apfelessig

Gesamtanzahl der Zutaten: 13

Wegbeschreibungen:

1. Backofen auf 350 °F vorheizen.

2. Mandeln in einem Mixer mischen, bis sie fein sind.

3. Leinsamen, Sesamsamen und Kürbiskerne hinzufügen und vermischen.

4. Mandelmehl, Kokosmehl, Salz und Backpulver zugeben und vermischen.

5. In einer separaten Schüssel Flachseier, Kokosöl, Mandelmilch, Essig und Süßstoff hinzufügen. Gut umrühren.

6. Mandelmischung zu Flachs-Ei-Mischung hinzufügen und einige Minuten sitzen lassen.

7. Eine Laibpfanne fetten.

8. Teig in Pfanne gießen.

9. Reste der Samen auf Teig (Kürbis, Flachs und Sesamsamen) streuen.

10. Etwa 45 Minuten backen, oder bis ein Messer sauber aus der Mitte kommt.

11. Aus dem Ofen nehmen und vor dem Schneiden vollständig abkühlen lassen.

12. Dieses Laib-Rezept ist ein trockener, nussiger Spin auf einem normalen Brotbrot. Was macht es noch besser

ist seine Low-Carb, high-Fett-Gehalt, so dass Sie ein paar Stücke schuldfrei zu konsumieren.

Low Carb Maisbrot

Portionen: 18 Zubereitungszeit: 10 Minuten

Ernährung (pro Portion

Kalorien: 138 kcal

Kohlenhydrate: 7.2g

Fett: 10.7g

Protein: 3.5g

Faser: 1.2g

Zucker: 2.6g

Zutaten:

- 2 Tassen Mandelmehl
- 6 Tropfen Stevia Süßstoff
- 1 TL Salz
- 2 Flachseier
- 3 1/2 TL Backpulver
- 1/2 Tasse Vanille aromatisiert Mandelmilch
- 1/3 Tasse Kokosöl
- 15 Unzen können Mais, fein gehackt

Gesamtanzahl der Zutaten: 8

Wegbeschreibungen:

1. Backofen auf 350 °F vorheizen.
2. In einer Schüssel Mandelmehl, Salz und Backpulver mischen.

3. Stevia, gehackten Mais, Flachseier, Mandelmilch und Kokosöl hinzufügen.

4. Mischen Sie gut, so dass keine Klumpen.

5. Eine Pfanne leicht fetten.

6. Teig in Pfanne gießen.

7. In den Ofen geben und 50-60 Minuten backen lassen oder bis das Messer sauber aus der Mitte kommt.

Hinweis:

Sie würden denken, dass Menschen auf einer ketogene Ernährung müsste weg von Mais zu steuern, aber hier ist ein Rezept, das optimiert wurde, um das Gegenteil zu beweisen! Der Stevia dient als natürlicher Süßstoff mit Mandelmehl als Ersatz für hohe Kohlenhydratmehloptionen. Sie können eine Scheibe zum Frühstück oder zwischen den Mahlzeiten essen, um den Heißhunger zu stillen.

Mini Italienische Toast Cracker

Portionen: 13 Zubereitungszeit: 5 Minuten

Ernährung (ca. 4 Cracker

Kalorien: 225 kcal

Kohlenhydrate: 5.4g

Fett: 20.9g

Protein: 6.2g

Faser: 0.5g

Zucker: 1g

Zutaten:

- 1 1/4 Tassen Mandelmehl

- 1 Flachsei

- 2 EL Olivenöl

- 3/4 TL Salz

- 1 1/2 EL. Italienische Würze (oder je 1/4 TL: Basilikum, Knoblauchpulver, Thymian, Oregano und Zwiebelpulver).

Gesamtanzahl der Zutaten: 5

Wegbeschreibungen:

1. Backofen auf 300 °F vorheizen.
2. Alle Zutaten in eine Schüssel geben.
3. Zutaten in eine teigartige Konsistenz mischen.
4. Sobald Teig gebildet wird, auf ein Schneidebrett legen.
5. Teig in ein dünnes, langes, rechteckiges Prisma formen.

6. Mit einem Messer Teig in dünne Stücke Nachlieben schneiden.

7. Ein Backblech leicht einfetten.

8. Geschnittenen Teig auf Backblech legen.

9. Backen Sie für 10 Minuten oder bis knusprig.

Diese italienischen Cracker sind sicher, dass herzhafte Nisse mit den italienischen Kräutern hinzufügen eine Wendung zu Ihrem täglichen Cracker zu treffen! Verwenden Sie diese als Cracker, wenn Sie sich nach einem schnellen, knusprigen Snack sehnen, oder munchen Sie sie am Morgen, indem Sie Avocado auf sie verteilen, um ein schnelles Frühstück zu machen.

Himbeer-Lime-Smoothie

Zubereitungszeit: 5 Minuten

Portionen 2

Zutaten:

- 1 Tasse Wasser
- 1 Tasse frische oder gefrorene Himbeeren
- 1 große gefrorene Banane
- 2 EL frischer Saft, Limette
- 1 TL Öl, Kokosnuss
- 1 TL Agave

Wegbeschreibungen:

1. In einem Mixer alle Zutaten setzen und mischen, bis glatt.
2. Ausnehmen und servieren

Ernährung:

Kalorien 227,Gesamtfett 4g, gesättigte Fettsäuren 1.3g,

Cholesterin 0mg, Natrium 7mg, Gesamtkohlenhydrate 47.8g,

Ballaststoffe 6g, Gesamtzucker 40.7g, Protein 0.9g, Vitamin D

0mcg, Calcium 22mg, Eisen 1mg, Kalium 144mg

Keto-Vegan Pizza Kruste

Portionen: 2 Zubereitungszeit: 10 Minuten

Ernährung (1 Krustenscheibe

Kalorien: 134 kcal

Kohlenhydrate: 3.4g

Fett: 11.8g

Protein: 4.9g

Faser: 6.3g

Zucker: 1.6g

Zutaten:

- 1 TL Salz
- 1 EL Olivenöl
- 1 Tasse warmes Wasser
- 2 1/2 TL aktive Hefe
- 3 Tassen Mandelmehl
- 1 Prise getrockneter Oregano, gemahlen
- 1 Prise getrocknetes Basilikumblatt

Gesamtanzahl der Zutaten: 7

Wegbeschreibungen:

1. Backofen auf 300 °F vorheizen.
2. Legen Sie warmes Wasser in eine Tasse (Hinweis: Es muss die richtige Temperatur sein, oder es funktioniert nicht).
3. Hefe zur Tasse hinzufügen.

4. Eine Minute rühren, bis Sie eine hellbraune Mischung sehen.

5. Lassen Sie für 5 Minuten sitzen, bis sich eine dünne Schicht Schaumstoff auf der Oberseite bildet.

6. In einer separaten Schüssel Mandelmehl und Salz hinzufügen.

7. Mandelmehl und Salz mischen. Nach dem Mischen einen Brunnen in der Mitte der Mandelmehl-Salz-Mischung bilden.

8. Hefemischung und Olivenöl in die Mitte gießen und zutaten mischen.

9. Mischen, bis ein Teig erreicht ist. Fügen Sie mehr oder weniger Mehl je nach Konsistenz des Teigs hinzu.

10. In 2 Kugeln aufgeteilt.

11. Mit einem Nudelholz, flachen Kugeln in Teigkreise.

12. Teig in den Ofen geben und zur Kochzeit auf halbem Weg ca. 6 Minuten aufkochen lassen.

13. Teig herausnehmen.

14. Pizza-Toppings auf Teig legen.

15. Pizzateig wieder in den Ofen geben, um das Backen für 3-6 Minuten zu beenden.

16. Nach dem Backen aus dem Ofen nehmen.

17. 2 Minuten abkühlen lassen, dann einen

Pizzaschneider in 8 Stück pro Pizza schneiden.

Diese angepasste ketogene vegane Pizzakruste ist der perfekte Ersatz, wenn Sie nach einer schnellen Pizza ohne die überschüssigen Kohlenhydrate suchen. Diese Kruste funktioniert am besten als dünne bis normale Kruste, aber nicht tief.

Kombinieren Sie mit frischer Tomatensauce, veganem Cashew-Parmesan-Käse, Pilzen, Spinat oder sogar Tofu, wenn Sie möchten!

Low Carb Sub Brot

Portionen: 4 Mini Subs Zubereitungszeit: 5 Minuten

Ernährung (pro Portion

Kalorien: 292 kcal

Kohlenhydrate: 13.3g

Fett: 23.2g

Protein: 9.9g

Faser 2,5g

Zucker: 3.2g

Zutaten:

- 1 1/2 Tassen Mandelmehl
- 5 EL Psylliumschalenpulver, fein gemahlen
- 2 TL Backpulver
- 1 TL Salz
- 2 1/2 EL Apfelessig
- 2 Flachseier
- 1 Tasse kochendes Wasser

Gesamtanzahl der Zutaten: 7

Wegbeschreibungen:

1. Backofen auf 350 °F vorheizen.
2. In einer Schüssel Mandelmehl, Psylliumschalenpulver, Backpulver und Salz vermischen.
3. Flachseier und Apfelessig zugeben und gut vermischen,

bis sich ein Teig bildet.

4. Kochendes Wasser hinzufügen und weiter mischen.

5. Teig in 4 Mini-Subs oder einen großen Sub formen (denken Sie daran, dass der Teig steigen soll und wird).

6. Teig auf eine leicht gefettete Backform legen. Backen Sie für 45 Minuten oder bis fest.

Ja, während 13,3g Kohlenhydrate wie eine Menge scheinen mögen, muss es im Vergleich zu einem traditionellen Sub-Sandwich Kohlenhydrat-Spiegel genommen werden: eine ganze 40g. Genießen Sie dieses Rezept, wenn Sie sich an diese leckeren Sub-Sandwiches erinnern, und gönnen Sie sich einfach die schuldfreie Art und Weise!

Italienische Kräuterrollen

Portionen: 6 Zubereitungszeit: 10 Minuten

Ernährung (pro Portion

Kalorien: 257 kcal

Kohlenhydrate: 16.6g

Fett: 18.6g

Protein: 5.8g

Faser: 11.7g

Zucker: 1.5g

Zutaten:

- 1 1/4 Tassen Kokosmehl
- 3/4 TL Backpulver
- 6 EL geschmolzenes Kokosöl
- 3 EL. Italienische Würze (Wenn Sie diese nicht haben, können Sie einfach 2/3 TL pro Stück verwenden: Basilikum, Knoblauchpulver, Thymian, Oregano und Zwiebelpulver
- 2 Flachseier
- 3/4 TL Salz

Gesamtanzahl der Zutaten: 6

Wegbeschreibungen:

1. Backofen auf 300 °F vorheizen.
2. Kokosmehl, Öl, Backpulver und Flachseier in eine Schüssel

geben.

3. Gut mischen.

4. Fügen Sie italienische Würze (oder Kräuter, wenn Sie diese Würze und Salz nicht in der Mischung haben.

5. Mit den Händen, formen Sie den Teig, kleine Handvoll auf eine Zeit, um Mini-Rollen zu machen. Sie sollten etwa 6 Rollen haben, wenn sie fertig sind.

6. Auf ein gefettetes Backblech legen.

7. Bei 300 °F ca. 45 Minuten backen.

8. Aus dem Ofen nehmen und bei Raumtemperatur abkühlen lassen.

TIPP:

1. Das Brot ist natürlich etwas krümelig, aber wenn man es über einen längeren Zeitraum nicht abkühlen lässt, fällt es völlig auseinander.

2. Diese schönen Brötchen sind sicher, heiß auf Kohlenhydrate zu befriedigen und machen eine köstliche Seitenrolle zu jeder ausgewogenen Mahlzeit, ob es sich um einen Salat, eine Suppe oder sogar als Snack mit einem Nieselregen von Olivenöl handelt.

Nüsse & Sees Granola

Zubereitungszeit: 15 MinutenKochzeit: 28 MinutenPortionen: 12

Zutaten:

- 1/2 Tasse ungesüßte Kokosflocken
- 1 Tasse rohe Mandeln
- 1 Tasse rohe Cashews
- 1/4 Tasse rohe Sonnenblumenkerne, geschält
- 1/4 Tasse rohe Kürbiskerne, geschält
- 1/4 Tasse Kokosöl
- 1/2 Tasse Ahornsirup
- 1 Teelöffel Vanilleextrakt
- 1/2 Tasse goldene Rosinen
- 1/2 Tasse schwarze Rosinen
- Salz, nach Bedarf

Wegbeschreibungen:

1. Den Ofen auf 275 Grad vorheizen. Ein großes Backblech mit Pergamentpapier auslegen.
2. In einer Küchenmaschine die Kokosflocken, Mandeln, Cashews und Samen hinzufügen und pulsieren, bis sie fein gehackt werden.
3. In der Zwischenzeit in einer mittleren Antihaftpfanne öl, Ahornsirup und Vanilleextrakt bei mittlerer Hitze und Kochzeit hinzufügen: ca. 3 Minuten lang unter

kontinuierlichem Rühren.

4. Von der Hitze nehmen und sofort die Mutternmischung einrühren.

5. Die Mischung in das vorbereitete Backblech geben und gleichmäßig verteilen.

6. Etwa 25 Minuten backen, zweimal rühren.

7. Aus dem Ofen nehmen und die Rosinen sofort einrühren.

8. Mit etwas Salz bestreuen.

9. Mit der Rückseite eines Spachtels, glätten Sie die Oberfläche der Mischung.

10. Beiseite stellen, um vollständig abzukühlen.

11. Dann brechen Sie in die gewünschte Größe Stücke und servieren mit Ihrer Wahl der Nicht-Milch-Milch und Obst Topping.

Zubereitungszeit für Mahlzeiten: Tipp:

Granola in einem luftdichten Behälter überführen und bis zu 2 Wochen an einem kühlen, trockenen Ort aufbewahren.

Ernährung:

Kalorien: 237, Fette: 18.4g, Kohlenhydrate: 25.5g, Ballaststoffe: 2.6g, Zucker: 16.3g, Proteine: 5g, Natrium: 18mg

Kokos & Samen Granola

Zubereitungszeit: 10 MinutenKochzeit: 20 MinutenPortionen: 15

Zutaten:

- 3 Tassen ungesüßte Kokosflocken
- 1 Tasse Walnüsse, gehackt
- 1/2 Tasse Leinsamen
- 2/3 Tasse Kürbiskerne
- 2/3 Tasse Sonnenblumenkerne
- 1/4 Tasse Kokosöl, geschmolzen
- 1 Teelöffel gemahlener Ingwer
- 1 Teelöffel gemahlener Zimt
- 1/8 Teelöffel gemahlene Nelken
- 1/8 Teelöffel gemahlener Kardamom
- Prise Salz

Wegbeschreibungen:

1. Den Ofen auf 350 Grad vorheizen. Leicht ein großes, umrandetes Backblech einfetten.

2. In einer Schüssel die Kokosflocken, Walnüsse, Leinsamen, Kürbiskerne, Sonnenblumenkerne, Kokosöl, Gewürze und Salz hinzufügen und gut beschichten.

3. Die Mischung auf das vorbereitete Backblech geben und in einer gleichmäßigen Schicht verteilen.

4. Backen Sie für ca. 20 Minuten, rühren Sie nach alle 3-4

Minuten.

5. Das Backblech aus dem Ofen nehmen und vor dem Servieren die Müsli vollständig abkühlen lassen.

6. Brechen Sie die Granola in gewünschte Stücke und servieren Sie mit Ihrer Lieblings-Nicht-Milchmilch.

Zubereitungszeit für die Mahlzeit: Tipp:

Granola in einem luftdichten Behälter überführen und bis zu 2 Wochen an einem kühlen, trockenen Ort aufbewahren.

Ernährung:

Kalorien: 292, Fette: 26.4g, Kohlenhydrate: 8.4g, Ballaststoffe: 5.3g, Zucker: 1.9g, Proteine: 6.2g, Natrium: 22mg

Plain Loaf

Portionen: 15 Zubereitungszeit: 5 Minuten

Ernährung (pro Portion

Kalorien: 142 kcal

Kohlenhydrate: 13.4g

Fett: 43.1g

Protein: 3.9g

Faser: 3,5g

Zucker: 1.5g

Zutaten:

- 1 Tasse Kokosmehl
- 6 Tassen Mandelmehl
- 1/4 Tasse Leinsamen
- 5 Flachseier
- 1/2 Tasse Wasser
- 1/2 Tasse MCT Öl
- 3 TL Backpulver
- 1 TL Salz
- 1 EL Apfelessig

Gesamtanzahl der Zutaten: 8

Wegbeschreibungen:

1. Backofen auf 350 °F vorheizen.
2. In einer Schüssel trockene Zutaten vermischen:

Mandelmehl, Kokosmehl, Backpulver, Salz und Leinsamen.

3. In einer separaten Schüssel Kokosöl, Wasser und Apfelessig vermischen.

4. Kombinieren Sie trockene und flüssige Zutaten aus den Schritten 2 und mischen Sie gut.

5. Teig in eine leicht gefettete große Laibpfanne gießen.

6. Backen Sie für 30-45 Minuten oder bis fest.

Hinweis: Stellen Sie sicher, dass der Laib vollständig gekühlt ist, bevor Sie ihn schneiden.

Hier ist eine weitere Drehung auf einem einfachen Brot-Brot, das Sie einen Aufstrich verwenden könnten, oder für On-the-go-Sandwiches!

2-Minuten Mikrowelle Burger Bun

Portionen: 1 Zubereitungszeit: 3 Minuten

Ernährung (1 Brötchen)

Kalorien: 280 kcal

Kohlenhydrate: 10g

Fett: 23.9g

Protein: 9.5g

Faser: 4.4g

Zucker: 1.4g

Zutaten:

- 1/3 Tasse Mandelmehl (oder jedes andere Nussmehl Ihrer Wahl
- 1 Flachsei
- 1/2 TL Backpulver
- 1/2 TL Kakaopulver
- 1/4 TL Salz
- 3/4 TL Sesamsamen

Gesamtanzahl der Zutaten: 6

Wegbeschreibungen:

1. In einer Schüssel das Mandelmehl, Backpulver, Kakaopulver und Salz hinzufügen. Mischen Sie gründlich, oder Sie werden am Ende Verkostung seltsame Stücke von Backpulver, Salz oder Kakao in Ihrem Burger

Brötchen!

2. Fügen Sie das Flachs Ei zu mischen und rühren, bis gut gemischt.

3. Etwas fetten Sie eine Tasse groß genug, um den Teig passen.

4. Sesam am Boden der Tasse bestreuen.

5. Teig auf die Samen gießen.

6. Den Rest der Samen auf den Teig streuen.

7. Tasse in Mikrowelle stellen.

8. Mikrowelle für ca. 2 Minuten oder bis fest.

Klingt zu einfach, um wahr zu sein, oder? Ganz zu schweigen davon, dass es die perfekte Ergänzung zum perfekten ketogenen veganen Burger ist. Dieses Brötchen wäre toll mit einem gewürzten Tofu-Patty, gegrillten Pilzen und knackigen, frischen Gemüsen wie Tomaten und Salat.

Tortilla Wraps

Portionen: 6 Zubereitungszeit: 10 Minuten

Ernährung (pro Portion

Kalorien: 157 kcal

Kohlenhydrate: 4.2g

Fett: 13.8g

Protein: 5.0g

Faser: 1.9g

Zucker: 1.5g

Zutaten:

- 1/4 Tasse gemahlener Leinsamen
- 1/4 Tasse Heißes Wasser
- 1 Tasse Mandelmehl
- 1/4 TL Backpulver
- 1/2 TL Salz

Gesamtanzahl der Zutaten: 5

Wegbeschreibungen:

1. Mischen Sie gemahlene Leinsamen mit heißem Wasser, bis Sie eine gelähnliche Substanz erhalten.
2. In einer separaten Schüssel Mandelmehl, Salz und Backpulver mischen.
3. Fügen Sie gemahlene Leinsamenmischung zu Mandelmehlmischung.

4. Mischen Sie gründlich.

5. Fügen Sie heißes Wasser nach Bedarf hinzu, um eine perfekte teigartige Konsistenz zu erreichen.

6. Teig kneten, dann Teig in ca. 6 Kugeln trennen.

7. Flachen Sie jeden Ball so dünn wie möglich.

8. Fetten Sie eine Pfanne.

9. Jede Tortilla auf eine gefettete Pfanne legen und jede Tortilla auf beiden Seiten braun backen.

10. Pfanne aus dem Ofen nehmen.

11. Lassen Sie vollständig abkühlen, bevor Sie verwenden, da sie leichter zu formen und falten, sobald sie abkühlen.

12. Dieses Brot-basierte Rezept ist praktisch, wenn Sie sich nach einem guten alten Tofu-Wrap oder sogar einer veganen Quesadilla sehnen!

TIPP: Psylliumschale und Leinsamen gemischt mit heißem Wasser ermöglichen die Bildung einer gelartigen Substanz, die äußerst praktisch ist, um eine Teigkonsistenz zu erreichen.

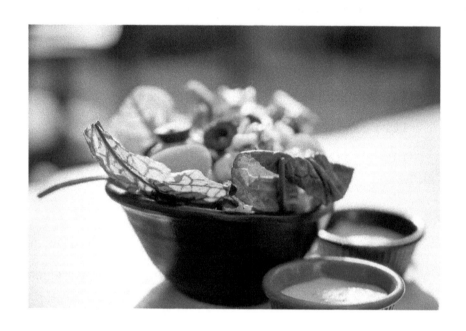

Cremige Schokolade Shake

Zubereitungszeit: 10 Minuten

Portionen 2

Zutaten:

- 2 gefrorene reife Bananen, gehackt
- 1/3 Tasse gefrorene Erdbeeren
- 2 EL Kakaopulver
- 2 EL gesalzene Mandelbutter
- 2 Tassen ungesüßte Vanillemandelmilch
- 1 Dash Stevia oder Agavennektar
- 1/3 Tasse Eis

Wegbeschreibungen:

1. Fügen Sie alle Zutaten in einem Mixer und mischen, bis glatt.
2. Nehmen Sie heraus und servieren.

Ernährung:

Kalorien 272, Gesamtfett 14.3g, gesättigte Fettsäuren 1.5g, Cholesterin 0mg, Natrium 315mg, Gesamtkohlenhydrate 37g, Ballaststoffe 7.3g, Gesamtzucker 16.8g, Protein 6.2g, Vitamin D 2mcg, Calcium 735mg, Eisen 2mg, Kalium 732mg

Seed-Based Crackers

Portionen: 25 Cracker Zubereitungszeit: 5 Minuten

Ernährung (pro Portion

Kalorien: 53 kcal

Kohlenhydrate: 3.5g

Fett: 3.6g

Protein: 1.6g

Faser: 1.6g

Zucker: 0.1g

Zutaten:

- 1 Tasse Leinsamen, gemahlen
- 1 Tasse Kürbiskerne
- 1/2 Tasse Sesamsamen
- 1/2 TL Salz
- 1 Tasse heißes Wasser

Gesamtanzahl der Zutaten: 5

Wegbeschreibungen:

1. Backofen auf 300 °F vorheizen.

2. Alle Zutaten in eine Schüssel geben und mischen.

3. Lassen Sie für fünf Minuten sitzen (die Leinsamen wird ein Gel mit dem Wasser bilden).

4. Mischung auf einer pergamentpapiergefütterten Pfanne verteilen.

5. Mit einem Messer Teig gleichmäßig in etwa 25 Cracker schneiden.

6. In den Ofen stellen und backen, bis er fest ist.

7. Ofen ausschalten und Cracker für ca. 1 Stunde im Ofen lassen, damit die Cracker austrocknen.

8. Einfache und schnelle hausgemachte Cracker sind sicher, Ihren Bedarf an einem schnellen Snack zu befriedigen, oder sogar als Basis für eine Low-Carb-Aufstrich zu verwenden.

Der 'Green Machine' Smoothie

Zubereitungszeit: 3 Minuten

Portionen 2

Zutaten

- 1 Tasse Spinat
- 1/2 Tasse Brokkoli
- 2 Stöcke Sellerie
- 4 EL getrocknete Kokosnuss
- 1 Banane
- 1 Scoop veganes, ungeschmecktes Proteinpulver
- 1 Tasse Mandelmilch
- 1 Tasse Wasser

Wegbeschreibungen:

1. Pop alles in einem Mixer und Blitz
2. In Gläser gießen und servieren.

Ernährung:

Kalorien 780, Gesamtfett 66,5g, gesättigtes Fett 57,9g,

Cholesterin 0mg, Natrium 224mg, Gesamtkohlenhydrate 38,8g,

Ballaststoffe 15g, Gesamtzucker 18,4g, Protein 19,6g, Vitamin D

0mcg, Calcium 82mg, Eisen 5mg, Kalium 1108mg

Süßer Kaffee und Kakao-Smoothie

Zubereitungszeit: 3 Minuten

Portionen 2

Zutaten

- 2 TL Kaffee
- 1/2 eine Banane
- 1 Tasse Mandelmilch
- 1 TL Cashewbutter
- 2 TL Kakaopulver
- 1 TL Ahornsirup
- 1 Scoop veganes Proteinpulver
- 1/2 Tasse Schokolade

Wegbeschreibungen:

1. Pop alles in einem Mixer und Blitz
2. In Gläser gießen und servieren.

Ernährung:

Kalorien 614, Gesamtfett 43,2g, gesättigtes Fett 34,6g,

Cholesterin 10mg, Natrium 146mg, Gesamtkohlenhydrate 44,7g,

Ballaststoffe 5,4g, Gesamtzucker 31,2g, Protein 17,6g, Vitamin D

0mcg, Calcium 104mg, Eisen 4mg, Kalium 614mg

Erstaunliche Heidelbeer-Smoothie

Zubereitungszeit: 5 Minuten

Portionen 2

Zutaten:

- 1/2 Avocado
- 1 Tasse gefrorene Heidelbeeren
- 1 Tasse roher Spinat
- 1/4 TL Meersalz
- 1 Tasse Soja
- 1 gefrorene Banane

Wegbeschreibungen:

1. Mischen Sie alles in einem leistungsstarken Mixer, bis Sie einen glatten, cremigen Shake haben.
2. Genießen Sie Ihren gesunden Shake und beginnen Sie Ihren Morgen mit einer frischen Note!

Ernährung:

Kalorien 269, Gesamtfett 12,3g, gesättigte Fettsäuren 2.3g, Cholesterin 0mg, Natrium 312mg, Gesamtkohlenhydrate 37.6g, Ballaststoffe 8.2g, Gesamtzucker 22.9g, Protein 6.4g, Vitamin D 0mcg, Calcium 52mg, Eisen 3mg, Kalium 528mg

Versteckter Kale Smoothie

Zubereitungszeit: 5 Minuten

Portionen 2

Zutaten:

- 1 mittelreife Banane, geschält und in Scheiben geschnitten
- 1/2 Tasse gefrorene gemischte Beeren
- 1 EL geschälte Hanfsamen
- 2 Tassen gefroren oder frischer Grünkohl
- 2/3 Tasse 100% Granatapfelsaft
- 21/4 Tassen gefiltertes Wasser

Wegbeschreibungen:

1. Fügen Sie alle Zutaten in einem Mixer und mischen, bis glatt.
2. Nehmen Sie heraus und servieren.

Ernährung:

Kalorien 164, Gesamtfett 2g, gesättigte Fettsäuren 0,2g, Cholesterin 0mg, Natrium 51mg, Gesamtkohlenhydrate 34,2g, Ballaststoffe 3,9g, Gesamtzucker 17,7g, Protein 4,1g, Vitamin D 0mcg, Calcium 124mg, Eisen 2mg, Kalium 776mg

Blueberry Protein Shake

Zubereitungszeit: 5 Minuten

Portionen 1

Zutaten:

- 1/2 Tasse Hüttenkäse
- 3 EL Vanilleproteinpulver
- 1/2 Tasse gefrorene Heidelbeeren
- 1/2 TL Ahornextrakt
- 1/4 TL Vanilleextrakt
- 2 TL Leinsamenmehl
- Süßstoff, Wahl
- 10-15 Eiswürfel
- 1/4 Tasse Wasser

Wegbeschreibungen:

1. Fügen Sie alle Zutaten in einem Mixer und mischen, bis glatt.
2. Nehmen Sie heraus und servieren.

Ernährung:

Kalorien 559, Gesamtfett 4.2g, gesättigte Fettsäuren 1.9g, Cholesterin 14mg, Natrium 659mg, Gesamtkohlenhydrate 31.1g, Ballaststoffe 4.5g, Gesamtzucker 20.7g, Protein 98g, Vitamin D 0mcg, Calcium 518mg, Eisen 3mg, Kalium 676mg

Banana Green Smoothie

Zubereitungszeit: 5 Minuten

Portionen 1

Zutaten:

- 1 Tasse Kokoswasser

- 3/4 Tasse pflanzliche Milch

- 1/4 TL Vanilleextrakt

- 1 Haufenbecher lose verpackter Spinat

- 2-3 Tassen gefrorene Bananen, in Scheiben geschnitten

Wegbeschreibungen:

Mischen Sie alles, bis glatt und servieren.

Ernährung:

Kalorien 364, Gesamtfett 4.8g, gesättigte Fettsäuren 2.6g, Cholesterin 15mg, Natrium 111mg, Gesamtkohlenhydrate 78g, Ballaststoffe 8g, Gesamtzucker 45.1g, Protein 9.6g, Vitamin D 1mcg, Calcium 257mg, Eisen 1mg, Kalium 1241mg

Kokosnuss Granola

Zubereitungszeit: 10 MinutenKochzeit: 18 MinutenPortionen: 4

Zutaten:

- 1 Esslöffel Kokosöl, geschmolzen
- 1 Esslöffel Kokosbutter, geschmolzen
- 2-3 Esslöffel Ahornsirup
- 1 Teelöffel Orangenschale, frisch gerieben
- 1/2 Teelöffel gemahlener Zimt
- Prise Meersalz
- 2 Tassen Kokosflocken

Wegbeschreibungen:

1. Den Ofen auf 350 Grad vorheizen. Ein Keksblatt mit Pergamentpapier auslegen.

2. In einer Schüssel alle Zutaten außer Kokosflocken vermischen.

3. Kokosflocken in vorbereitetem Keksblatt verteilen.

4. Kokosöl-Mischung über Flocken gießen und sanft rühren, umzurühren.

5. Etwa 12-15 Minuten backen.

6. Aus dem Ofen nehmen und vollständig abkühlen lassen.

7. Dann brechen Sie in die gewünschte Größe Stücke und servieren mit Ihrer Wahl der Nicht-Milch-Milch und Obst Topping.

8. Zubereitungszeit für die Mahlzeit: Tipp:

9. Granola in einem luftdichten Behälter überführen und bis zu 2 Wochen an einem kühlen, trockenen Ort aufbewahren.

Ernährung:

Kalorien: 221, Fette: 19g, Kohlenhydrate: 14g, Ballaststoffe: 4.4g, Zucker: 8.7g, Proteine: 1.6g, Natrium: 69mg

Go-Green Smoothie

Zubereitungszeit: 5 Minuten

Portionen 1

Zutaten:

- 2 Esslöffel, natürliche Cashewbutter
- 1 reife Banane
- 2/3 Tasse, ungesüßte Kokosnuss
- 1/2 Tasse Grünkohl

Wegbeschreibungen:

1. Legen Sie alles in einen leistungsstarken Mixer.
2. Mischen Sie, bis Sie einen glatten, cremigen Shake haben.
3. Genießen Sie Ihren speziellen grünen Smoothie.

Ernährung:

Kalorien 500, Gesamtfett 33,2g, gesättigte Fettsäuren 18,9g, Cholesterin 0mg, Natrium 161mg, Gesamtkohlenhydrate 48,6g, Ballaststoffe 10,4g, Gesamtzucker 19,8g, Protein 9,1g, Vitamin D 0mcg, Calcium 72mg, Eisen 9mg, Kalium 777mg

2-Minuten Mikrowelle Obst Brot in einem Becher!

Portionen: 4 Scheiben Zubereitungszeit: 3 Minuten

Ernährung (1 eingekreiste Scheibe

Kalorien: 165 kcal

Kohlenhydrate: 25.5g

Fett: 6.2g

Protein: 4.1g

Faser: 0.8g

Zucker: 13.3g

Zutaten:

- 1/3 Tasse Mandelmehl (oder jedes andere Nussmehl Ihrer Art
- 1 Flachsei
- 1/4 TL Backpulver
- 1/4 TL Salz
- 2 EL Ihrer gewünschten Trockenfrüchte (Für dieses Rezept wurden Himbeeren und Erdbeeren gewählt

Gesamtanzahl der Zutaten: 5

Wegbeschreibungen:

1. In eine Schüssel Mandelmehl, Backpulver, getrocknete Früchte und Salz geben. Mischen Sie gründlich.
2. Flachsei hinzufügen und rühren, bis gleichmäßig verteilt. Achten Sie auch darauf, dass getrocknete Früchte

gleichmäßig im Teig verteilt werden.

3. Fetten Sie leicht einen Becher, der groß genug ist, um Teig zu halten.

4. Teig für ca. 2 Minuten in Becher und Mikrowelle gießen.

5. Becher aus dem Ofen nehmen und Minibrot in ca. 4 Stücke schneiden.

6. Dieses Rezept ist eine Adaption der neuen Begeisterung von "Mikrowellenbrot", die Sie minimalen Aufwand zu erschöpfen, aber zum Maximum verwöhnen.

Himbeeren und Erdbeeren sind ideal für diejenigen, die ketogene Ernährung als frische Himbeeren enthalten 3,3g Kohlenhydrate pro Unze und Erdbeeren 2.2g. Letztlich ist dieses Rezept so effizient, schmackhaft und füllend, um einen Spin auf Ihrem normalen Laib Brot zu setzen.

Mandel-Pan-Laaf

Portionen: 15 Zubereitungszeit: 10 Minuten

Ernährung (pro Portion

Kalorien: 381 kcal

Kohlenhydrate: 9.5g

Fett: 33g

Protein: 11.7g

Faser: 5.2g

Zucker: 2.0g

Zutaten:

- 6 Tassen Mandelmehl (oder jedes andere Nussmehl, das Sie bevorzugen
- 3 Flachseier
- 1/2 Tasse Olivenöl
- 1/4 Tasse Mandelmilch (oder Wasser, wenn Sie den Kaloriengehalt reduzieren möchten)
- 2 TL Backpulver
- 1 TL Backpulver
- 1/4 TL Salz

Gesamtanzahl der Zutaten: 7

Wegbeschreibungen:

1. Backofen auf 350 °F vorheizen.
2. Eine große Laibpfanne leicht mit Öl fetten.

3. Kombinieren Sie alle Zutaten in einer Schüssel, um sicherzustellen, dass sie gut gemischt sind.

4. Gießen Sie Mischung in Laib Pfanne und backen für ca. 1 Stunde.

5. Pfanne aus dem Ofen nehmen und abkühlen lassen.

6. Nach dem Abkühlen laob entfernen, indem Sie die Pfanne auf den Kopf stellen.

7. Schneiden Sie gleichmäßig.

Hinweis: Obwohl dieses Brot nicht so stark steigt wie ein "normaler" Laib, per se, ist sein schlichter Geschmack die perfekte Ergänzung zu einem Sandwich unterwegs! Auch, wenn Sie sich entscheiden, dies zu verwenden, um ein schnelles, einfaches Mittagessen zu machen, zwei Scheiben ergeben nur 3 Gramm Kohlenhydrate für Ihre tägliche Zählung im Vergleich zu satten 22 Gramm regulärem Brot!

Hot Pink Smoothie

Zubereitungszeit: 5 Minuten

Kochzeit: 0 Minute

Portionen: 1

Zutaten:

- 1 Clementine, geschält, segmentiert
- 1/2 gefrorene Banane
- 1 kleine Rübe, geschält, gehackt
- 1/8 Teelöffel Meersalz
- 1/2 Tasse Himbeeren
- 1 Esslöffel Chia Samen
- 1/4 Teelöffel Vanilleextrakt, ungesüßt
- 2 Esslöffel Mandelbutter
- 1 Tasse Mandelmilch, ungesüßt

Wegbeschreibungen:

1. Alle Zutaten in der Reihenfolge in einem Küchenmaschine oder Mixer aufstellen und dann 2 bis 3 Minuten mit hoher Geschwindigkeit pulsieren, bis sie glatt sind.

2. Den Smoothie in ein Glas geben und servieren.

Ernährung:

Kalorien: 278 Cal

Fett: 5,6 g

Kohlenhydrate: 37,2 g

Protein: 6,2 g

Faser: 13,2 g

Maca Caramel Frap

Zubereitungszeit: 5 Minuten

Kochzeit: 0 Minute

Portionen: 4

Zutaten:

- 1/2 gefrorene Banane, in Scheiben geschnitten
- 1/4 Tasse Cashews, 4 Stunden durchnässt
- 2 Medjool Datteln, entsteint
- 1 Teelöffel Maca Pulver
- 1/8 Teelöffel Meersalz
- 1/2 Teelöffel Vanilleextrakt, ungesüßt
- 1/4 Tasse Mandelmilch, ungesüßt
- 1/4 Tasse kalter Kaffee, gebraut

Wegbeschreibungen:

1. Alle Zutaten in der Reihenfolge in einem Küchenmaschine oder Mixer aufstellen und dann 2 bis 3 Minuten mit hoher Geschwindigkeit pulsieren, bis sie glatt sind.
2. Den Smoothie in ein Glas geben und servieren.

Ernährung:

Kalorien: 450 Cal

Fett: 170 g

Kohlenhydrate: 64 g

Protein: 7 g

Faser: 0 g

Bananenbrot shake mit Walnussmilch

Zubereitungszeit: 5 Minuten

Kochzeit: 0 Minute

Portionen: 2

Zutaten:

- 2 Tassen in Scheiben geschnittene gefrorene Bananen
- 3 Tassen Walnussmilch
- 1/8 Teelöffel geriebene Muskatnuss
- 1 Esslöffel Ahornsirup
- 1 Teelöffel gemahlener Zimt
- 1/2 Teelöffel Vanilleextrakt, ungesüßt
- 2 Esslöffel Kakao-Nibs

Wegbeschreibungen:

1. Alle Zutaten in der Reihenfolge in einem Küchenmaschine oder Mixer aufstellen und dann 2 bis 3 Minuten mit hoher Geschwindigkeit pulsieren, bis sie glatt sind.
2. Den Smoothie in zwei Gläser geben und servieren.

Ernährung:

Kalorien: 339.8 Cal

Fett: 19 g

Kohlenhydrate: 39 g

Protein: 4,3 g

Faser: 1 g

Erdnussbutter Vanille Grün Shake

Zubereitungszeit: 5 Minuten

Kochzeit: 0 Minute

Portionen: 1

Zutaten:

- 1 Teelöffel Leinsamen
- 1 gefrorene Banane
- 1 Tasse BabySpinat
- 1/8 Teelöffel Meersalz
- 1/2 Teelöffel gemahlener Zimt
- 1/4 Teelöffel Vanilleextrakt, ungesüßt
- 2 Esslöffel Erdnussbutter, ungesüßt
- 1/4 Tasse Eis
- 1 Tasse Kokosmilch, ungesüßt

Wegbeschreibungen:

1. Alle Zutaten in der Reihenfolge in einem Küchenmaschine oder Mixer aufstellen und dann 2 bis 3 Minuten mit hoher Geschwindigkeit pulsieren, bis sie glatt sind.
2. Den Smoothie in ein Glas geben und servieren.

Ernährung:

Kalorien: 298 Cal

Fett: 11 g

Kohlenhydrate: 32 g

Protein: 24 g

Faser: 8 g

Pfefferminze Monster Smoothie

Zubereitungszeit: 5 Minuten

Portionen 1

Zutaten:

- 1 große gefrorene Banane, geschält
- 1 1/2 Tassen milchfreie Milch
- Eine Handvoll frischer Minzblätter, Stiele entfernt
- 1-2 Handvoll Spinat

Wegbeschreibungen:

1. Fügen Sie alle Zutaten in einem Mixer und mischen, bis glatt.
2. Ausnehmen und servieren

Ernährung:

Kalorien 799, Gesamtfett 28.1g, Gesättigte Fettsäuren 16.7g, Cholesterin 110mg , Natrium 645mg, Gesamtkohlenhydrate 98.4g, Diätfaser 4.5g, Gesamtzucker 77.2g, Protein 46.2g, Vitamin D 7mcg, Calcium 1634mg, Eisen 2mg, Kalium 1366mg

Grüne Colada

Zubereitungszeit: 5 Minuten

Kochzeit: 0 Minute

Portionen: 1

Zutaten:

- 1/2 Tasse gefrorene Ananas-Stücke

- 1/2 Banane

- 1/2 Teelöffel Spirulina Pulver

- 1/4 Teelöffel Vanilleextrakt, ungesüßt

- 1 Tasse Kokosmilch

Wegbeschreibungen:

1. Alle Zutaten in der Reihenfolge in einem Küchenmaschine oder Mixer aufstellen und dann 2 bis 3 Minuten mit hoher Geschwindigkeit pulsieren, bis sie glatt sind.

2. Den Smoothie in ein Glas geben und servieren.

Ernährung:

Kalorien: 127 Cal

Fett: 3 g

Kohlenhydrate: 25 g

Protein: 3 g

Faser: 4 g

Schokoladen Hafer Smoothie

Zubereitungszeit: 5 Minuten

Kochzeit: 0 Minute

Portionen: 1

Zutaten:

- 1/4 Tasse haferter Hafer
- 1 1/2 Esslöffel Kakaopulver, ungesüßt
- 1 Teelöffel Leinsamen
- 1 große gefrorene Banane
- 1/8 Teelöffel Meersalz
- 1/8 Teelöffel Zimt
- 1/4 Teelöffel Vanilleextrakt, ungesüßt
- 2 Esslöffel Mandelbutter
- 1 Tasse Kokosmilch, ungesüßt

Wegbeschreibungen:

1. Alle Zutaten in der Reihenfolge in einem Küchenmaschine oder Mixer aufstellen und dann 2 bis 3 Minuten mit hoher Geschwindigkeit pulsieren, bis sie glatt sind.

2. Den Smoothie in ein Glas geben und servieren.

Ernährung:

Kalorien: 262 Cal

Fett: 7,3 g

Kohlenhydrate: 50,4 g

Protein: 8,1 g

Faser: 9,6 g

Kürbis Apfelkuchen Smoothie

Zubereitungszeit: 10 Minuten

Kochzeit: 5 Minuten

Zutaten:

- 2 h
- 1 Apfel - gestreift, entkernt und geschlitzt
- 2 Esslöffel Wasser oder variierend
- 2/3 Tasse ungesüßte Vanille-verstärkte Mandelmilch
- 1/4 Tasse Kürbispüree
- 1/2 Teelöffel dunkler Zucker, oder nach Geschmack
- 1/4 Teelöffel KürbisKuchenSchale
- 2/3 Tasse gequetschtE Eisformen

Hinzufügen aller Befestigungen zur Liste

Wegbeschreibungen:

1. Apfel in eine Mikrowellen-sichere Schüssel aus Kunststoff geben; Gießen Sie genug Wasser, um 1/4 Zoll der Basis der Schüssel zu decken. Halbverteilte Schüssel mit Deckel oder Papiertuch. Mikrowelle in kurzen Zwischenungen, bis Apfel gemurmelt ist, 2 bis 3 Minuten. Apfel in einem ähnlichen Halter mit Wasser bis stark einfrieren, 2 Stunden bis mittelfristig.

2. Erstarrten Apfel, Mandelmilch und Kürbispüree in einem Mixer mischen, bis sie glatt sind; dunklen Zucker und

Kürbiskuchen Geschmack enthalten. Mischen Sie, bis glatt. Eis einschließen und mischen, bis es glatt ist.

Verweise

Cooks Hinweis:

Milch mit einem Rührei Vanillekonzentrat kann bei Bedarf für ungesüßte Vanillemandelmilch aufgefüllt werden.

Ernährung: 185 Kalorien; 2,2 g Fett; 42,6 g Kohlenhydrate;1,8 g Eiweiß; 0 mg Cholesterin; 261 mg Natrium.

Tropical Vibes Grüner Smoothie

Zubereitungszeit: 5 Minuten

Kochzeit: 0 Minute

Portionen: 1

Zutaten:

- 2 Stiele Grünkohl, gerissen
- 1 gefrorene Banane
- 1 Mango, geschält, entsteint, gehackt
- 1/8 Teelöffel Meersalz
- 1/4 Tasse Kokosjoghurt
- 1/2 Teelöffel Vanilleextrakt, ungesüßt
- 1 Esslöffel Ingwersaft
- 1/2 Tasse Orangensaft
- 1/2 Tasse Kokoswasser

Wegbeschreibungen:

1. Alle Zutaten in der Reihenfolge in einem Küchenmaschine oder Mixer aufstellen und dann 2 bis 3 Minuten mit hoher Geschwindigkeit pulsieren, bis sie glatt sind.

2. Den Smoothie in ein Glas geben und servieren.

Ernährung:

Kalorien: 197.5 Cal

Fett: 1.3 g

Kohlenhydrate: 30 g

Protein: 16,3 g

Faser: 4,8 g

Wild Ginger Green Smoothie

Zubereitungszeit: 5 Minuten

Kochzeit: 0 Minute

Portionen: 1

Zutaten:

- 1/2 Tasse Ananas-Stücke, gefroren
- 1/2 Tasse gehackter Grünkohl
- 1/2 gefrorene Banane
- 1 Esslöffel Limettensaft
- 2 Zoll Ingwer, geschält, gehackt
- 1/2 Tasse Kokosmilch, ungesüßt
- 1/2 Tasse Kokoswasser

Wegbeschreibungen:

1. Alle Zutaten in der Reihenfolge in einem Küchenmaschine oder Mixer aufstellen und dann 2 bis 3 Minuten mit hoher Geschwindigkeit pulsieren, bis sie glatt sind.
2. Den Smoothie in ein Glas geben und servieren.

Ernährung:

Kalorien: 331 Cal

Fett: 14 g

Kohlenhydrate: 40 g

Protein: 16 g

Faser: 9 g

Gewürzte Erdbeer-Smoothie

Zubereitungszeit: 5 Minuten

Kochzeit: 0 Minute

Portionen: 1

Zutaten:

- 1 Esslöffel Goji Beeren, eingeweicht
- 1 Tasse Erdbeeren
- 1/8 Teelöffel Meersalz
- 1 gefrorene Banane
- 1 Medjool Datum, entsteint
- 1 Scoop Vanille-Gewürz Molkenprotein
- 2 Esslöffel Zitronensaft
- 1/4 Teelöffel gemahlener Ingwer
- 1/2 Teelöffel gemahlener Zimt
- 1 Esslöffel Mandelbutter
- 1 Tasse Mandelmilch, ungesüßt

Wegbeschreibungen:

1. Alle Zutaten in der Reihenfolge in einem Küchenmaschine oder Mixer aufstellen und dann 2 bis 3 Minuten mit hoher Geschwindigkeit pulsieren, bis sie glatt sind.

2. Den Smoothie in ein Glas geben und servieren.

Ernährung:

Kalorien: 182 Cal

Fett: 1.3 g

Kohlenhydrate: 34 g

Protein: 6,4 g

Faser: 0,7 g

Pina Colada Smoothie (Vegan

Zubereitungszeit: 10 Minuten

Zutaten:

- 3 3D Quadrate Eis 3D Quadrate, oder variierend
- 1 Banane
- 1 Tasse neue Ananasstücke
- 1/2 Tasse Kokosmilch
- 1/2 Tasse Sojamilch
- 1 Esslöffel Agavennektar
- 1 Esslöffel gemahlener Leinsamen
- 1 Teelöffel unverfälschtes Vanillekonzentrat

Hinzufügen aller Befestigungen zur Liste

Lager

Eis, Banane, Ananas, Kokosmilch, Sojamilch, Agavennektar, Leinsamen und Vanillekonzentrat in einem Mixer bis glatt mischen. Leerer Smoothie in ein hohes Glas.

Sustenance Fakten

Ernährung: 586 Kalorien; 29,8 g Fett; 78 g Kohlenhydrate;9,7 g Eiweiß; 0 mg Cholesterin; 84 mg Natrium.

Samenbasierte Kräutercracker

Portionen: 16 Zubereitungszeit: 50 Minuten

Ernährung (pro Portion

Kalorien: 190 kcal

Kohlenhydrate: 5.5g

Fett: 14.7g

Protein: 9.0g

Faser: 5.3g

Zucker: 0.3g

Zutaten:

- 2 Tassen gemahlener Leinsamen
- 2 Tassen gemahlener Hanfsamen
- 2 Tassen warmes Wasser
- 1 TL Salz
- 1 TL schwarzer Pfeffer
- Italienische Kräuter oder andere Kräuter nach Geschmack

Gesamtanzahl der Zutaten: 6

Wegbeschreibungen:

1. Backofen auf 350°F vorheizen.
2. Auslegen Sie Ihre Backplatte mit Pergamentpapier.
3. Flachssamen, Hanfsamen, Salz und Kräuter in der Rührschüssel kombinieren und gründlich umrühren.
4. Gießen Sie in Wasser und rühren.

5. Die Mischung 5 Minuten lang sitzen lassen, bis Wasser aufgenommen wird.

6. Mischen gleichmäßig auf der Backplatte verteilen, ca. 1/8 Zoll dick.

7. Teilen Sie in 16 Stücke, ohne Pergamentpapier zu beschädigen.

8. 50 Minuten backen.

9. Aus dem Ofen nehmen und abkühlen lassen.

10. Brechen Sie in 16 Stücke zum Servieren.

11. Kann bis zu einer Woche oder gefroren gelagert werden.

12. Schauen Sie sich diese köstliche Keto freundliche Cracker Rezept, das für ketogene Veganer geeignet ist und ist extrem einfach zu machen!

Doppelte Schokolade Haselnuss Espresso Shake

Zubereitungszeit: 5 Minuten

Kochzeit: 0 Minute

Portionen: 1

Zutaten:

- 1 gefrorene Banane, in Scheiben geschnitten
- 1/4 Tasse geröstete Haselnüsse
- 4 Medjool Datteln, entsteint, durchnässt
- 2 Esslöffel Kakaofedern, ungesüßt
- 1 1/2 Esslöffel Kakaopulver, ungesüßt
- 1/8 Teelöffel Meersalz
- 1 Teelöffel Vanilleextrakt, ungesüßt
- 1 Tasse Mandelmilch, ungesüßt
- 1/2 Tasse Eis
- 4 Unzen Espresso, gekühlt

Wegbeschreibungen:

1. Alle Zutaten in der Reihenfolge in einem Küchenmaschine oder Mixer aufstellen und dann 2 bis 3 Minuten mit hoher Geschwindigkeit pulsieren, bis sie glatt sind.
2. Den Smoothie in ein Glas geben und servieren.

Ernährung:

Kalorien: 210 Cal

Fett: 5 g

Kohlenhydrate: 27 g

Protein: 16,8 g

Faser: 0,2 g

Grüne Smoothie Schale

Zubereitungszeit: 10 Minuten

"Smoothie in einer Schüssel, ideal für ein schnelles und gesundes Frühstück."

Zutaten:

Smoothie:

- 3 Tassen neuer Spinat
- 1 Banane
- 1/2 (14 Unzewürde Kokosnuss in der Lage, abtropfen
- 1/2 Tasse erstarrte Mangostücke
- 1/2 Tasse Kokoswasser

Toppings:

- 1/3 Tasse neue Himbeeren
- 1/4 Tasse neue Heidelbeeren
- 2 Esslöffel Granola
- 1 Esslöffel Kokoschips
- 1/4 Teelöffel geschnittene Mandeln
- 1/4 Teelöffel Chia-Samen (diskretionär

Hinzufügen aller Befestigungen zur Liste

Lager

Spinat, Banane, Kokosmilch, Mango und Kokoswasser in einem
Mixer mischen, bis es glatt ist. Leerer Smoothie in eine Schüssel
und Top mit Himbeeren, Heidelbeeren, Müsli, Kokoschips,
Mandeln und Chiasamen.

Verweise

Cooks Hinweis:

Für dickeren Smoothie, enthalten geschnitten erstarrte Banane.
Ernährung: 374 Kalorien; 25,6 g Fett; 37 g Kohlenhydrate;6,3 g
Eiweiß; 0 mg Cholesterin; 116 mg Natrium.

Erdbeere, Banane und Kokosnuss Shake

Zubereitungszeit: 5 Minuten

Kochzeit: 0 Minute

Portionen: 1

Zutaten:

- 1 Esslöffel Kokosflocken

- 1 1/2 Tassen gefrorene Bananenscheiben

- 8 Erdbeeren, in Scheiben geschnitten

- 1/2 Tasse Kokosmilch, ungesüßt

- 1/4 Tasse Erdbeeren zum Topping

Wegbeschreibungen:

1. Legen Sie alle Zutaten in der Reihenfolge in einem Küchenmaschine oder Mixer, außer Topping und dann Puls für 2 bis 3 Minuten mit hoher Geschwindigkeit, bis glatt.

2. Den Smoothie in ein Glas geben und servieren.

Ernährung:

Kalorien: 335 Cal

Fett: 5 g

Kohlenhydrate: 75 g

Protein: 4 g

Faser: 9 g

Rohe Mango Monster Smoothie

Zubereitungszeit: 10 Minuten

Zutaten:

- 1 Esslöffel Leinsamen
- 2 Esslöffel Pepitas (rohe Kürbiskerne
- 1 fertige Mango, gewürfelt
- 1 erstarrte Banane, geviertelt
- 1/3 Tasse Wasser, oder mehr nach Geschmack
- 3 Eis-3D-Formen
- 2 Blätter Grünkohl, oder mehr zu schmecken

Hinzufügen aller Befestigungen zur Liste

Lager

1. Flachssamen in einem Mixer mischen, bis sie fein gemahlen sind; Pepitas enthalten und mischen, bis boden, etwa 1 Moment.

2. Mango, Banane, Wasser, Eis 3D-Formen und Grünkohl in den Mixer legen; mischen, bis glatt, Grünkohl vollständig verbunden ist, und der Smoothie ist einheitlich in der Schattierung, ca. 3 Minuten. Schlank mit mehr Wasser, um zu der gewünschten Konsistenz zu gelangen.

Ernährung: 381 Kalorien; 14,1 g Fett; 63 g Kohlenhydrate;9,8 g Eiweiß; 0 mg Cholesterin; 32 mg Natrium.

Acai Smoothie Schüssel

Zubereitungszeit: 10 Minuten

Zutaten:

Auf

- 1 riesige Banane, isoliert
- 3 1/2 Unzen Acai Beerenmaische, erstarrt, ungesüßt
- 2 Esslöffel Sojamilch, oder mehr variierend
- 2 Esslöffel Granola
- Hinzufügen aller Befestigungen zur Liste

Lager

1. Kombinieren Sie Acai-Maische, 2/3 der Banane und 2 Esslöffel Sojamilch in einem Mixer; mischen, bis glatt, aber gleichzeitig dick. Fügen Sie mehr Sojamilch variieren; Smoothie sollte die Konsistenz von gefestigtem Joghurt haben.

2. Den Rest der Banane in Scheiben schneiden. Leeren dicken Smoothie in eine Schüssel und oben mit Müsli und schneiden Bananen.

Sustenance Fakten

Ernährung: 282 Kalorien; 9,6 g Fett; 45,1 g Kohlenhydrate;4,8 g Eiweiß; 0 mg Cholesterin; 46 mg Natrium.

Haferflocken-Energieriegel

Zubereitungszeit: 15 Minuten

Kochzeit: 15 Minuten

Zutaten:

- 40 Min., 24 Portionen, 91 cals
- 1/3 Tassen bewegt Hafer
- 1/2 Tasse in der Regel nützliches Mehl
- 1/2 Tasse vegane halbsüße Schokoladenchips
- 1/2 Tasse Boden ungesalzencashews
- 2 Esslöffel geschälte ungesalzene Sonnenblumenkerne
- 1 Esslöffel gemahlene Flachsmahlzeit
- 1 Esslöffel Weizengerminutes
- 1/2 Teelöffel gemahlener Zimt
- 1/4 Teelöffel Meersalz
- 1/2 Tasse Nektar, erwärmt
- 1/3 Tasse Mandelaufstrich
- 1/2 Teelöffel Vanillekonzentrat

Hinzufügen aller Befestigungen zur Liste

Lager

1. Herd auf 350 Grad (175 Grad C) vorheizen. Eine 9x11-Zoll-Zubereitungsschale mit Aluminiumfolie auslegen.

2. Hafer, Mehl, Schokoladenchips, gemahlene Cashews, Sonnenblumenkerne, Flachsmehl, Weizenkeime, Zimt und Meersalz in einer riesigen flachen Schüssel zusammenrühren.

3. Aufgewärmter Nektar, Mandelaufstrich und Vanillekonzentrat in einer Schüssel rühren, bis sie gut vermischt sind. Leere Nektarmischung in Hafermischung; mischen, bis Hitter gut konsolidiert ist. Verwandeln Sie Hitter in vorbereitete Heizschale. Legen Sie ein Blatt gewachstes Papier über den Spieler und drücken Sie fest, um gleichmäßig in der Zubereitungsschale zu verbreiten. Austreiben und gewachstes Papier entsorgen.

4. Backen Sie im vorgeheizten Ofen, bis brillant und duftend, ca. 12 Minuten. Ziehen Sie Aluminiumfolie aus der Zubereitung schale und kühlen Stangen in der Aluminiumfolie für 10 Minuten; Aluminiumfolie evakuieren und entsorgen. In Stangen geschnitten.

Ernährung: 91 Kalorien; 4 g Fett; 12,8 g Stärke; 2 g Protein; 0 mg Cholesterin; 50 mg Natrium.

Orange Chia Smoothie

Zubereitungszeit: 10 Minuten

Zutaten:

- 1 wenig orange, abgestreift
- 1/2 Tasse erstarrte Mangostücke
- 1 Esslöffel Cashew-Spread
- 1 Esslöffel ungesüßte Kokosnussstücke
- 1 Teelöffel Chia Samen
- 1 Teelöffel gemahlene Leinsamen
- 1/2 Tasse gepresst orange
- Wasser variierend (diskretionär

Hinzufügen aller Befestigungen zur Liste

Lager

Schicht Orange, Mango, Cashew-Spread, Kokosnuss, Chia-Samen und Flachs in einen Mixer; eingepresstes Orange enthalten.

Verteilen und mischen Mischen, bis glatt, einschließlich Wasser für einen schlankeren Smoothie.

Ernährung: 313 Kalorien; 14,1 g Fett; 45,8 g Stärke; 6,3 g Protein; 0 mg Cholesterin; 112 mg Natrium.

Pfirsich Crumble Shake

Zubereitungszeit: 5 Minuten

Kochzeit: 0 Minute

Portionen: 1

Zutaten:

- 1 Esslöffel Chia Samen
- 1/4 Tasse haferter Hafer
- 2 Pfirsiche, entsteint, in Scheiben geschnitten
- 3/4 Teelöffel gemahlener Zimt
- 1 Medjool Datum, entsteint
- 1/2 Teelöffel Vanilleextrakt, ungesüßt
- 2 Esslöffel Zitronensaft
- 1/2 Tasse Wasser
- 1 Esslöffel Kokosbutter
- 1 Tasse Kokosmilch, ungesüßt

Wegbeschreibungen:

1. Alle Zutaten in der Reihenfolge in einem Küchenmaschine oder Mixer aufstellen und dann 2 bis 3 Minuten mit hoher Geschwindigkeit pulsieren, bis sie glatt sind.

2. Den Smoothie in ein Glas geben und servieren.

Ernährung:

Kalorien: 270 Cal

Fett: 4 g

Kohlenhydrate: 28 g

Protein: 25 g

Faser: 3 g

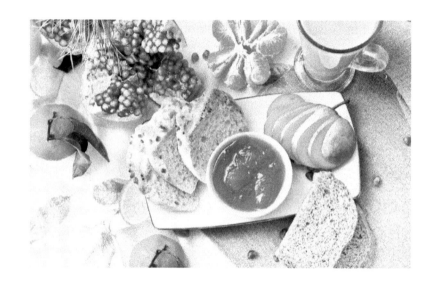

Zwei-Zutaten Bananenpfannkuchen

Zubereitungszeit: 3 Minuten

Kochzeit: 2 Minuten

Zutaten:

- 5 Min., 1 Portionen, 78 cals
- 1 fertige Banane
- 1 Ei
- 1/2 Teelöffel Vanillekonzentrat (diskretionär
- Hinzufügen aller Befestigungen zur Liste

Lager

1. Einschließen eines NotePrint
2. Banane und Ei in einer Schüssel vermischen, bis keine Beulen mehr übrig sind. Vanillekonzentrat zum Hitter geben.
3. Eine schmierige Pfanne oder Pfanne bei mittlerer Wärme erhitzen. Leerer Hitter in die Schüssel. Kochzeit: bis Blasen auftauchen, ca. 1 Moment. Flip und Kochzeit: bis brillant, um kurz mehr.

Ernährung: 78 Kalorien; 5 g Fett; 0,7 g Stärke; 6,3 g Protein; 186 mg Cholesterin; 70 mg Natrium.

Erdnussbutter und Mokka Smoothie

Zubereitungszeit: 5 Minuten

Kochzeit: 0 Minute

Portionen: 1

Zutaten:

- 1 gefrorene Banane, gehackt
- 1 Kugel Schokoladenproteinpulver
- 2 Esslöffel Hafer gerollt
- 1/8 Teelöffel Meersalz
- 1/4 Teelöffel Vanilleextrakt, ungesüßt
- 1 Teelöffel Kakaopulver, ungesüßt
- 2 Esslöffel Erdnussbutter
- 1 Schuss Espresso
- 1/2 Tasse Mandelmilch, ungesüßt

Wegbeschreibungen:

1. Alle Zutaten in der Reihenfolge in einem Küchenmaschine oder Mixer aufstellen und dann 2 bis 3 Minuten mit hoher Geschwindigkeit pulsieren, bis sie glatt sind.

2. Den Smoothie in ein Glas geben und servieren.

Ernährung:

Kalorien: 380 Cal

Fett: 14 g

Kohlenhydrate: 29 g

Protein: 38 g

Faser: 4 g

Mango Craze Saft Mischung

Zubereitungszeit: 5 Minuten

Zutaten:

- 5 Min., 4 Portionen, 150 cals
- 3 Tassen gewürfelte Mango
- 1/2 Tassen gehackt knackige oder erstarrte Pfirsiche
- 1/4 Tasse gehackt orange Portionen
- 1/4 Tasse gehackt und entsteint Nektarine
- 1/2 Tasse gepresst orange
- 2 Tassen Eis

Hinzufügen aller Befestigungen zur Liste

Lager

Mango, Pfirsiche, Orange, Nektarine, gepresste Orange und Eis in einen Mixer geben. Mischen Sie für 1 Moment, oder bis glatt.

Ernährung: 150 Kalorien; 0,6 g Fett; 38,4 g Kohlenhydrate;1,3 g Eiweiß; 0 mg Cholesterin; 9 mg Natrium.

Tahini Shake mit Zimt und Limette

Zubereitungszeit: 5 Minuten

Kochzeit: 0 Minute

Portionen: 1

Zutaten:

- 1 gefrorene Banane
- 2 Esslöffel tahini
- 1/8 Teelöffel Meersalz
- 3/4 Teelöffel gemahlener Zimt
- 1/4 Teelöffel Vanilleextrakt, ungesüßt
- 2 Teelöffel Limettensaft
- 1 Tasse Mandelmilch, ungesüßt

Wegbeschreibungen:

1. Alle Zutaten in der Reihenfolge in einem Küchenmaschine oder Mixer aufstellen und dann 2 bis 3 Minuten mit hoher Geschwindigkeit pulsieren, bis sie glatt sind.
2. Den Smoothie in ein Glas geben und servieren.

Ernährung:

Kalorien: 225 Cal

Fett: 15 g

Kohlenhydrate: 22 g

Protein: 6 g

Faser: 8 g

Vegane Smoothie Schale mit Karotte und Banane

Zubereitungszeit: 15 Minuten

Zutaten:

- 2 entsteinte Medjool-Datteln
- 1 erstarrte Banane, gespaltet
- 1 Tasse grob gespaltete Karotte
- 1/2 Tasse ungesüßte Vanille-gewürzte Mandelmilch, oder mehr nach Geschmack
- 1/2 Teelöffel gemahlener Zimt
- 1/4 Teelöffel gemahlener Ingwer

Topping:

- 2 Esslöffel gechipte Kokosnuss
- 1 Esslöffel Goji Beeren
- Hinzufügen aller Befestigungen zur Liste

Lager

1. Datteln in eine kleine Schüssel geben und mit kaltem Wasser verteilen; lassen Sie drench, ca. 5 Minuten. Kanal und Spalten.

2. Schnitte, Bananen, Karotten, Mandelmilch, Zimt und Ingwer in einen Mixer geben; pürieren, bis der Smoothie dick und glatt ist. Füllen Sie eine Servierschüssel.

3. Top Smoothie Schale mit gechipter Kokosnuss und Goji Beeren.

Sustenance Fakten

Ernährung: 325 Kalorien; 4,8 g Fett; 71,6 g Kohlenhydrate;4,8 g
Eiweiß; 0 mg Cholesterin; 216 mg Natrium.

Vanille Chia Pudding

Zubereitungszeit: 15 Minuten

Kochzeit: 20 Minuten

Zutaten:

- 6 Esslöffel Chia Samen
- 2 Tassen Mandelmilch
- 2 Esslöffel Ahornsirup oder Agave
- 1 Teelöffel Vanillekonzentrat
- 1/2 Teelöffel Zimt

Technik

1. Mandelmilch, Vanille, Ahornsirup und Zimt vermischen.
2. Gießen Sie Flüssigkeit streuen Sie die Chia-Samen und mischen Sie, bis die Samen gleichmäßig vermischt werden. Mischen Sie wieder fünf Minuten nach der Tat, und fünf Minuten danach. Lassen Sie auf jeden Fall eine Stunde sitzen oder lassen Sie es im Grunde mittelfristig kühler sitzen. Servieren, bested mit knackigen Produkt der Entscheidung. Pudding wird in der Eistruhe für so

lange wie vier Tage zu halten.

3. 6 Esslöffel veganer Aufstrich

4. 2/3 Tasse So Delicious® Milch freie Haselnuss Kokosmilch Creamer

5. 1/3 Tasse stumpfe Schokoladenchips

6. Hinzufügen aller Befestigungen zur Liste

Lager

1. Ofen auf 425 Grad vorheizen. Ein Heizblatt mit Materialpapier auslegen. Mehl, Zucker, Pulver, Salz und Erfrischungsgetränk in einer riesigen Schüssel zusammenfiltern. Sammeln Sie vegane Aufstrich eisig und mischen Sie in einer einheit mit den Händen, bis Mischung Rahmen enorme, grobe Morsels die Größe von Erbsen. Fügen Sie Schokoladenchips und halb und die Hälfte, mischen Sie für ein paar weitere Sekunden, bis nur gedämpft. Drehen Sie die Mischung auf eine zierlich bemehlte Arbeitsfläche und drücken Sie zart zusammen, bis der Teig in einer Kugel zusammenklebt. Pat in einem Schweben um 2 Zoll dick und 6 kriecht in der Breite.
2. 15 Minuten bei Raumtemperatur sitzen lassen. In 8 Keile schneiden. Mit hervorragendem Esslöffel Zucker bestreuen.
3. Backen Sie für 15-20 Minuten oder bis brillant auf der Oberseite. Erlauben Sie, für ein paar Momente abzukühlen, bevor Sie Keile isolieren.

Sustenance Fakten

Ernährung: 256 Kalorien; 8,9 g Fett; 40 g Kohlenhydrate;3,2 g Eiweiß; 0 mg Cholesterin; 384 mg Natrium.

Orange Pfannkuchen

Zubereitungszeit: 10 Minuten

Kochzeit: 10 Minuten

Zutaten:

- 2 Tassen weißes ganzes Weizenmehl
- 2 Esslöffel Heizpulver
- 2 Esslöffel gemahlene Flachsmahlzeit
- 17 flüssige Unzen in orange gepresst
- 1 Teelöffel Orangenkonzentrat

Hinzufügen aller Befestigungen zur Liste

Wegbeschreibungen:

1. Mehl, Heizpulver und Flachsmehl in einer Schüssel verrühren; Gequetschtes Orangen- und Orangenkonzentrat in Mehlmischung mischen, bis der Spieler gut konsolidiert ist.

2. Erhitzen Sie eine sanft geölte Pfanne bei mittelhoher Wärme oder ein elektrisches Bügeleisen auf 375 Grad F (190 Grad C). Mit riesigen Löffeln auf die Pfanne und Kochzeit fallen: bis sich die Blasen strukturieren und die Ränder trocken sind, 3 bis 4 Minuten. Flip und Kochzeit: bis auf der gegenüberliegenden Seite sautiert, 2 bis 3 Minuten. Rehash mit herausragendem Hitter.

Sustenance Fakten

Ernährung: 304 Kalorien; 2,7 g Fett; 64,6 g Kohlenhydrate;9,6 g
Eiweiß; 0 mg Cholesterin; 734 mg Natrium.

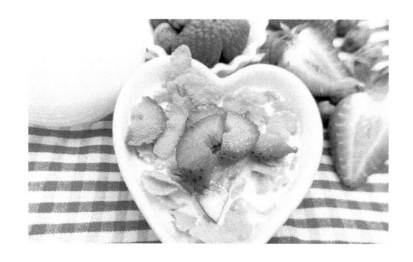

Lightning Source UK Ltd.
Milton Keynes UK
UKHW021843100621
385314UK00002B/374